AF500737

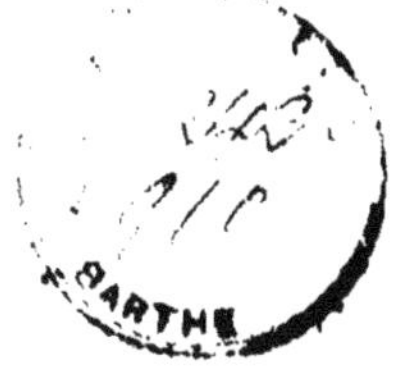

De la

# Résection de l'intestin grêle

# dans la gangrène herniaire

PAR LE

Docteur Georges DEHELLY

ANCIEN EXTERNE DES HOPITAUX DE LYON

ANCIEN INTERNE DES HOPITAUX DE PARIS

MEMBRE CORRESPONDANT DE LA SOCIÉTÉ ANATOMIQUE DE PARIS

PARIS

G. STEINHEIL, ÉDITEUR

2, RUE CASIMIR-DELAVIGNE, 2

1910

# DE LA RÉSECTION DE L'INTESTIN GRÊLE
## DANS LA GANGRÈNE HERNIAIRE

## DU MÊME AUTEUR

---

**Myxosarcome du ligament large** (en collaboration avec le Dr Campenon). *Soc. Anat.* 31 Mai 1907.

**Contusions de l'abdomen. Signes cliniques, discussion des indications opératoires d'urgence** (en collaboration avec Lagane). *Presse Médicale*, 3 mars 1909, p. 154.

**Diverticule d'une hydrocèle vaginale dans un sac herniaire.** *Soc. Anat.*, 5 Mars 1909. Bulletin p. 116.

**Fibrome totalement calcifié.** *Bulletin Soc. Anat.*, 5 Mars 1909, p. 129.

**Rupture spontanée de l'aorte abdominale au début d'une laparotomie** (en collaboration avec le Dr Rochard). *Bulletin Soc. Anat.* Oct. 1909, p. 564.

**Pelvipéritonite colpotomie. Amélioration. Hystérectomie abdominale totale consécutive. Guérison.** Observ. III, in thèse G. Cardot, Paris 1910.

**Fibrome kystique** (en collaboration avec le Dr Ricard). *Bulletin Soc. anat.*, 3 juin 1910.

**Grossesse extra utérine rompue, œuf entier.** *Soc. Anat.* 15 Juillet 1910.

**Hernie inguinale propéritonéale non congénitale.** *Soc. Anat.* 15 Juillet 1910.

De la

# Résection de l'intestin grêle dans la gangrène herniaire

PAR LE

**Docteur Georges DEHELLY**

ANCIEN EXTERNE DES HOPITAUX DE LYON

ANCIEN INTERNE DES HOPITAUX DE PARIS

MEMBRE CORRESPONDANT DE LA SOCIÉTÉ ANATOMIQUE DE PARIS

PARIS

G. STEINHEIL, ÉDITEUR

2, RUE CASIMIR-DELAVIGNE, 2

1910

A MON PRÉSIDENT DE THÈSE

M. le Professeur SEGOND

PROFESSEUR DE CLINIQUE CHIRURGICALE
CHIRURGIEN DE LA SALPÊTRIÈRE
OFFICIER DE LA LÉGION D'HONNEUR

A MES PARENTS

A MES AMIS

## A MES MAITRES DANS LES HOPITAUX DE LYON

*Stage.*

MM. le Professeur PONCET.
le Docteur LYONNET.

*Externat* (1902-1903).

MM. le Docteur BÉRARD.
le Docteur ALBERTIN.
les Docteurs DELORE, L. LAROYENNE, THÉVENOT.

## A MES MAITRES DANS LES HOPITAUX DE PARIS

*Externat.*

1904-1905. — M. le Professeur GUYON (Hôpital Necker).
1905-1906. — M. le Docteur NÉLATON, professeur agrégé (Hôpital Saint Louis).

*Internat provisoire* (1906-1907).

MM. le Docteur J.-L. FAURE, professeur agrégé (Hôpital Cochin).
le Docteur LAUNOIS, professeur agrégé (Hôpital Tenon).
le Professeur ACHARD, (Hôpital Tenon).
le Docteur Jules RENAUD (Hôpital Amiral).

*Internat.*

1907-1908. — M. le Docteur CAMPENON, professeur agrégé (Hôpital de la Charité).
1908-1909. — M. le Docteur NÉLATON, professeur agrégé (Hôpital Boucicaut).
1909.1910. — M. le Docteur ROCHARD, (Hôpital Saint-Louis).
1910. — M. le Docteur RICARD, professeur agrégé (Hôpital Saint-Antoine).
A MM. les Docteurs ISELIN, LAPOINTE, LECURU, LENORMANT, MOUCHET, OMBRÉDANNE, WIART.

# AVANT-PROPOS

Avant d'entrer dans notre sujet, nous sommes heureux de saisir l'occasion que nous donne notre thèse, d'exprimer publiquement nos remerciements à tous ceux qui nous ont aidé pendant nos études.

Les chirurgiens dont nous avons eu l'honneur d'être l'élève sont de ceux qui donnent beaucoup à leurs internes, nous avons accueilli leurs conseils et leur enseignement avec la meilleure bonne volonté, et nous leur devons ce que nous sommes.

Nos maîtres ont eu pour nous une sollicitude pleine de bienveillance et nous ne saurions trop leur être reconnaissants des facilités qu'ils nous ont données d'apprendre notre métier de chirurgien.

Nous avons eu pendant notre internat l'occasion de pratiquer cinq fois l'entérectomie pour des hernies gangrenées. Lors de notre première intervention, nous n'avions jamais vu de hernies gangrenées, aussi avons-nous été fort embarrassé sur la conduite à tenir, l'entérectomie suivie de réunion immédiate des deux bouts de l'intestin, nous parût la conduite la plus rationnelle, la plus en rapport avec la chirurgie moderne. Mais, lorsque nous avons cherché une justification, il nous fut impossible de trouver un traité classique conseillant cette technique comme la plus habituelle. Notre maître, M. Nélaton, dans le service duquel nous nous trouvions, nous rappela que les conclusions de la discussion de la *Société de Chirurgie de Paris*, avaient été défavorables à cette manière de faire, et que la presque unanimité de ses membres faisaient un anus contre nature pour parer aux accidents d'étranglement. Notre malade guérit cependant.

Notre premier jour de garde à Saint-Louis, nous avons à opérer une hernie étranglée, elle contenait une anse sphacélée, les suites simples de notre première intervention, l'anesthésie locale que nous avions pratiquée, nous incitèrent à faire encore l'entérectomie et l'anastomose latéro-latérale avec sutures. Notre malade guérit sans incident.

Depuis, deux autres cas se sont présentés à nous, même conduite, même résultat. M. Rochard s'étonna comme nous de la simplicité des suites opératoires, si peu en accord avec ce que l'on avait dit à la *Société de Chirurgie*, et c'est lui qui nous a conseillé de rechercher ce qui avait été publié à ce sujet, et d'en faire notre thèse. Depuis que nous avons entrepris ce sujet, un cinquième cas est venu se présenter, qui se termina par la mort au troisième jour, c'est donc le seul cas de mort opératoire que nous avons eu à enregistrer.

Il n'entre pas dans notre esprit de parler des hernies du gros intestin, nous n'avons en vue que la résection de l'intestin grêle.

En effet, la résection du gros intestin est beaucoup plus

difficile à pratiquer, elle est suivie de bien plus mauvais résultats, et un anus sur le gros intestin ne présente plus les mêmes inconvénients. Nous ramenons donc notre sujet dans un cadre plus restreint : la résection de l'intestin grêle au cours des hernies gangrénées.

---

## HISTORIQUE

Nous n'avons nullement l'intention de remonter bien loin dans l'histoire médicale, pour suivre, depuis l'origine, le traitement de la hernie gangrénée, cette étude ne nous donnerait pas grand profit. Nos recherches bibliographiques ont été limitées surtout à ces quinze dernières années, et encore, avons-nous attaché plus d'importance aux publications de ces toutes dernières années.

Il nous suffira de rappeler que Littré, en 1700, déclarait que l'établissement d'un anus contre nature était le meilleur traitement de la hernie gangrénée, on serait tenté de croire qu'à cette époque, personne ne pensait à l'entérectomie qui devait avoir une exceptionnelle gravité, et cependant, Ramdohr, en 1730, proposait et exécutait l'entérectomie, suivie d'entérorrhaphie primitive.

L'étude des discussions qui suivirent le début de la période chirurgicale moderne présente un tout autre intérêt; c'est à Kocher, en 1878, que revient l'honneur d'avoir publié les deux premiers cas de guérison après entérectomie, dans deux hernies gangrénées. Une troisième intervention avait abouti à la mort. En 1879, Billroth fait deux entérectomies, ses deux malades meurent, aussi au VIIIe Congrès allemand de Chirurgie, se déclare-t-il en faveur de l'anus. En 1880, Hageborn apporte deux succès ; Czerny, un succès, une mort; Ludvich, un succès.

Ces résultats amenèrent une discussion très sérieuse au VIII<sup>e</sup> Congrès allemand de Chirurgie. Julliard, Madelung, Rydygier, penchèrent pour la supériorité de l'entérectomie suivie d'entérorrhaphie immédiate, mais Schede, Esmarck, Fuster, Billroth, Dummreicher, avec le plus grand nombre, restèrent partisans de l'anus contre nature, qu'ils traitèrent secondairement.

En Allemagne, l'apparition du bouton de Murphy changea la face des choses, et bien des chirurgiens abandonnèrent l'anus contre nature, et cependant Kœste, Trendelenburg, Sonnenburg, Julliard, qui, tout d'abord, faisaient la résection de l'anse gangrénée, abandonnèrent cette pratique et donnèrent leur préférence à l'anus contre nature.

En Angleterre, à la *Société royale, médicale et chirurgicale*, une longue discussion aboutit à une majorité en faveur de la résection avec entérorrhaphie primitive, et cependant Macready demande l'opinion des chirurgiens de Londres ; sur 21, 17 faisaient des anus contre nature.

En France, en 1883, paraissait dans la *Revue de Chirurgie*, un mémoire très important de Bouilly et Assaky, ces auteurs préconisent une méthode mixte, ils pratiquent la résection, font une entero-synthèse immédiate, mais ils la font incomplètement, ils laissent persister un orifice qu'ils abouchent à l'orifice du sac, favorisant ainsi l'établissement d'une fistule stercorale comme soupape de sûreté. Barette suivit cet exemple et s'en déclara satisfait.

La discussion ne prit de l'ampleur qu'en mars 1894 à la *Société de Chirurgie de Paris*. Martinet (de Saint-Foy-la-

Grande) avait adressé à cette Société deux observations de hernies gangrenées. Chaput, chargé du rapport, s'étendit longuement sur l'entérectomie suivie d'entérorrhaphie et s'en déclara partisan convaincu, mais aucun des membres de cette société ne soutint cette opinion, c'est tout juste si Terrier fit prévoir que le bouton de Murphy qui obtenait grand succès en Amérique, était peut-être appelé à rendre de grands services dans cette opération. Kirmisson, Lucas-Championière, Segond, Verneuil, prirent tour à tour la parole, pour combattre les conclusions du rapport de Chaput. Pour eux l'entérectomie était une opération trop longue, dangereuse même, et ils discutèrent vivement les statistiques que Chaput présenta. L'anus contre nature, par sa simplicité, conservait leurs préférences.

Depuis cette époque, bien des observations de résections intestinales pour hernies gangrenées ont été présentées à la Société de Chirurgie, des rapports furent faits, aucune discussion ne s'en suivit.

En Province, devant presque toutes les Sociétés savantes, des communications eurent lieu, elles furent discutées très sérieusement. A Lyon, Villard ayant modifié le bouton de Murphy pratique résolument les résections intestinales. Jaboulay, Bérard, Vallas, apportèrent des faits et prirent une part active à la discussion.

Brin d'Angers, dans les *Archives médicales d'Angers*, publia un article en 1907, ou il se déclare nettement partisan de la résection de l'anse gangrenée.

Pauchet d'Amiens, dans *La Clinique* de 1906, dit : « une anse suspecte doit être extériorisée, une anse gangrenée doit être réséquée.

Delore à Lyon, l'an dernier, va plus loin, toute anse suspecte ou gangrenée doit être réséquée.

Tous les faits qui ont été publiés ne peuvent servir à cette étude, il est certain que chacun publie ses bons cas, mais il est plus intéressant d'étudier des statistiques ; malheureusement il en est peu pour ce sujet.

Bramann, de Halle, au 27e Congrès allemand de Chirurgie apporte une statistique de 68 cas de hernies gangrenées, il a fait 66 fois un anus contre nature avec 25 morts immédiates, il a eu de plus 5 morts dans le traitement consécutif de l'anus. Deux fois seulement il a fait la résection primitive avec une mort. C'est la seule statistique qui concerne l'anus contre nature, les résultats sont assez peu brillants (37,8 de mortalité).

Berkofsky à la réunion libre des chirurgiens de Berlin du 14 juin 1909, présente la statistique de 7 ans du Pr Neumann.

Sur 61 hernies gangrenées, 57 sont opérées, il a pratiqué 49 résections avec 32,6 %, dans cette statistique il comprend les cas de résection du gros intestin et du grêle, or la mortalité est beaucoup plus élevée pour l'entérectomie du gros intestin, il conclut nettement pour le grêle que l'entérectomie suivie d'entérorrhaphie immédiate est la conduite qui donne les meilleurs résultats.

Delore, dans la *Revue de Chirurgie* du 10 juin 1909, apporte sa statistique : 166 hernies étranglées dont 29 gangrenées ; il a pratiqué la résection avec entérorrhaphie bout à bout du bouton de Villard, il a 13,8 % de morts seulement, alors que sa mortalité opératoire dans 137 autres hernies étranglées a été de 17,5 %. Aussi tire-t-il cette conclusion que la résection doit être pratiquée toutes les fois que l'anse est suspecte, évitant ainsi des résorptions toxiques à son niveau et des rétrécissements tardifs de l'intestin. Cette conduite vis-à-vis de l'anse suspecte est-elle généralisée ? Jaboulay en 1900, un de ses élèves Viannay en 1902, ont insisté au contraire sur l'inutilité de cette intervention, et nous sommes très étonné de lire dans l'article de Jaboulay, *Lyon médical*. « La gangrène intestinale dans la hernie étranglée peut guérir. » A propos d'une observation, il conclut : « qu'une anse intestinale septique suppurée et odorante peut être désinfectée par le lavage et les tamponnements au point de ne pas créer une infection qui soit au-dessus du pouvoir réactionnel défensif du péritoine. La conclusion à tirer est donc contraire à la proposition classique. Quand on a des doutes sur la valeur et la vitalité d'une anse intestinale étranglée non perforée, on peut la conserver, la désinfecter, la réintégrer, en prenant les précautions de placer un drain à l'orifice interne du sac. »

Je ne crois pas que cette conduite ait été suivie par beaucoup de chirurgiens, beaucoup extériorisent l'anse suspecte, quitte à la rentrer si elle redevient normale. Nous voyons que Delore propose nettement de la réséquer, et cette proposition nous semble être très bonne.

Nous avons relevé deux autres statistiques, mais bien minimes. Celle de Dubois de Paris, fait dix résections avec une mort.

Newbolt présente à Belfort au 77e Congrès de l'*Association médicale britannique* 7 cas avec 6 succès. Tous ces auteurs ont employé le bouton de Murphy en faisant une entérorraphie termino-terminale ou latéro-latérale. Ces statistiques ont de bien meilleurs résultats que celles de Bramann qui n'a fait que des anus. Mais en somme, on peut dire qu'à l'heure actuelle s'il se fait beaucoup d'entérectomies il reste encore de nombreux partisans de l'anus contre nature. Il est regrettable que cette question sur laquelle on a tant publié avant 1894, soit tombée dans l'oubli avant d'avoir été mise au point. Il nous reste à examiner l'opinion des auteurs des traités de chirurgie récents.

Il ressort nettement de leur lecture qu'ils considèrent la résection de l'intestin comme la conduite idéale, celle qui donne le résultat le plus agréable pour les malades et par conséquent celui vers lequel nous devons tendre. Mais il leur paraît que bien des contre-indications se présentent à l'exécution de cette opération.

Le professeur Berger dans le *traité de chirurgie* de Duplay et Reclus admet que l'état d'épuisement du malade, son grand âge, une durée d'étranglement de plus de trois jours, les complications septiques des parties molles sont autant de contre-indications à l'entérectomie.

Rochard dans son traité *les Hernies* arrive aux mêmes conclusions. Lejars, dans son traité de *Chirurgie d'urgence* « déclare que l'entérectomie » n'est pas toujours ni même très souvent indiquée ».

Jaboulay et Patel, dans le nouveau *traité de Chirurgie* paraissent conseiller plus souvent cette intervention, mais cependant ils conservent à l'anus des indications nombreuses et nous rappellerons que Jaboulay en 1900 soutenait qu'il valait mieux ne pas réséquer une anse suspecte et la réintégrer tout simplement.

En somme, si l'entérectomie suivie d'entérorraphie primitive apparaît à la plupart comme une opération excellente, il est non moins certain qu'ils y voient de nombreuses contre-indications. Celles-ci sont-elles immuables nous ne le pensons pas et nous nous attacherons à les discuter dans le chapitre prochain.

---

## ANUS CONTRE NATURE

On peut dire qu'à l'heure actuelle, lorsqu'on traite une hernie gangrenée, on fait un anus contre nature, ou bien une entérectomie suivie de réunion au bouton ou à la suture. La technique mixte de Bouilly et Assaky présentaient tous les inconvénients de la suture, c'est-à-dire longueur dans l'exécution surtout et aussi ceux de l'anus, elle devait être abandonnée rapidement. L'opération proposée par Helferich est passible des mêmes reproches puisqu'elle consiste à faire une anastomose permettant l'exclusion de l'anse suspecte qu'on laissait au dehors. Nous laisserons donc de côté ces procédés historiques pour discuter l'anus contre nature et l'entérectomie suivie d'entérorraphie.

Comment établit-on un anus dans la hernie gangrenée ? La réponse à cette question n'est pas si simple qu'il le paraît car on peut aboucher l'anse malade à la peau de bien des façons.

Il faut tout d'abord distinguer deux cas : ou bien l'anse à traiter est courte, ou bien elle est longue. Lorsque l'anse est courte, il suffit de l'inciser sur son bord libre en plein sphacèle et de rattacher par quelques points aux débris du sac ou à la peau les bords de l'ouverture (Lejars, *Chirurgie d'urgence*). Il faut avoir soin de vérifier la perméabilité du bout supérieur et par conséquent de débrider très largement le collet du sac ou même l'anneau si cela est nécessaire. « Dès que le calibre intestinal est devenu libre, vous compléterez l'intervention en introduisant dans le bout supérieur un gros drain ou un tube en caoutchouc qui sera fixé par un point de suture à la peau » (Lejars).

Mais si l'anse gangrenée est longue, il est impossible de lui faire subir le même traitement, un simple abouchement à la peau est impossible, après incision très large du sphacèle. De plus, on ne peut laisser s'éliminer seule une anse considérable, il ne reste plus qu'une ligne de conduite, il faut réséquer l'anse et aboucher à la peau les deux bouts ouverts de l'intestin. Cet abouchement se fait en accolant tout d'abord en canon de fusil ces deux bouts, puis en suturant la peau très soigneusement à la circonférence de ces deux portions d'intestin. Il ne s'agit donc plus d'une opération si simple que dans le premier cas, il faut un certain temps pour la pratiquer, il ne faut pas beaucoup plus de temps pour faire une anastomose de ses deux extrémités.

Enfin, il est une troisième façon de créer un anus, c'est de fixer en dehors une anse suspecte qui souvent se sphacèle, s'ouvre d'elle-même à la peau, créant une fistule stercorale en tous points semblable à un anus.

Nous n'avons pas à insister sur la technique opératoire de l'anus, cela nous écarterait par trop de notre sujet, mais nous allons en discuter les avantages et les inconvénients.

Les avantages sont la simplicité et la rapidité de son exécution, mais si ceci est indiscutable dans le cas simple d'une anse courte, il n'en est plus de même d'une anse longue qui est assez fréquente, et alors nous retombons dans le reproche adressé à l'entérorraphie par les partisans de l'anus : intervention shokante par sa durée chez des malades stercorhémiés. Nous verrons tout à l'heure comment le shock peut être réduit au minimum dans l'entérorraphie.

Les inconvénients de l'anus sont assez nombreux. Tout d'abord il est impossible de choisir la situation de l'anus, l'anse grêle ouverte peut être très rapprochée du duodénum, en tout cas, elle est très souvent plus haut située que la fin de l'iléon, et par conséquent on expose les malades à la dénutrition rapide, à l'inanition, ce qui n'est pas un moyen de les aider à lutter contre l'empoisonnement auquel ils étaient soumis par suite de l'occlusion d'une anse grêle. Ce reproche qu'on fait à l'anus est certainement des plus sérieux et c'est celui auquel nous attachons le plus de valeur, car c'est l'écueil le plus souvent rencontré. H. Géraud, dans sa *Thèse de Paris*, 1902, a longuement étudié les complications de l'anus contre nature. Il les divise en accidents d'ordre psychiques, d'ordre infectieux et d'ordre mécanique. Les accidents psychiques ne sont pas négligeables lorsqu'on a à soigner des malades âgés qui subiront difficilement une intervention pour la cure de leur anus, « la présence d'un anus contre nature est toujours une cause d'ennui pour les malades, l'écoulement constant des matières, l'odeur qu'elles répandent, les obligent à vivre loin de leurs semblables, provoque chez eux un grand découragement et font que leur anus anormal devient une véritable obsession ». (Géraud.)

Les accidents d'ordre infectieux sont des érythèmes, des ulcérations qui parfois s'étendent très loin et occasionnent des brûlures fort pénibles. L'érisypèle, le phlegmon stercoral, les abcès tardifs occasionnés par les décollements de la peau voisine, enfin la péritonite partielle ou généralisée due à l'infiltration du liquide septique entre la peau et l'anse intestinale. Les accidents d'ordre mécanique sont surtout dus à l'hypertrophie de la muqueuse ou à son prolapsus qui occasionne des obstructions ou des occlusions, enfin l'éversion de l'intestin ou la rétraction de l'épiploon du mésentère. Ajoutons à ces complications un inconvénient assez grave, la nécessité d'une cure de l'anus, et ce traitement de l'anus contre nature n'est ni simple ni bénin.

Nous ne pratiquerons donc pas d'une manière habituelle l'anus contre nature pensant qu'il faut le réserver au cas où dans un phlegmon stercoral, il est difficile de reconnaitre dans la masse des tissus sphacélés une anse intestinale, mais ces cas doivent être bien rares, et même lorsque nous trouverons un abcès, si cet abcès peut être nettoyé, l'anse intestinale attirée au dehors, nous ne voyons pas pourquoi la résection ne resterait pas praticable avec un bon drainage.

## L'EMPLOI DU BOUTON

Le bouton de Murphy a contribué pour une large part à l'emploi de l'entérectomie suivie d'entérorraphie immédiate, à l'étranger plus encore qu'en France il est employé, et nous avons vu que les statistiques qui ont été publiées sont composées d'entérorraphie faite au bouton de Murphy modifié ou non. Il est certain que son emploi diminue beaucoup la longueur de l'intervention si l'on ne fait pas de sutures complémentaires. Il permet de mieux coapter les surfaces intestinales, le plus souvent, mais pas toujours. Lorsque les parois sont épaissies, son emploi n'est plus si facile, ni si sûr, il a du reste des inconvénients assez nombreux qui ont été bien étudiés par Chaput en 1901 ; il apportait du reste à l'appui de ses dires des observations convaincantes.

Ces accidents sont de quatre ordre. Ce sont :

La sténose de l'orifice (Keen, Abbe).

L'occlusion par le bouton, soit par son déplacement. soit par son obstruction par les matières intestinales (Wiggins, Abbe, Villard).

Le séjour prononcé du bouton dans l'intestin (un cas de douze semaines de Kamerer).

Enfin il est cité 21 observations de perforations par le

bouton. Nous en avons relevé d'autres dans le cours de nos recherches biographiques, par exemple celles de Bramann de Halle. En voici une récente qui nous a été communiquée par notre collègue et ami Chénier.

**Observation** (inédite).

Mme E. N..., âgée de 40 ans, est amenée à l'hôpital Saint-Louis, le 29 novembre 1909, à 9 heures 45 du soir.

Hernie ombilicale datant de sept à huit ans, maintenue plus ou moins bien par une ceinture que la malade portait habituellement. Obésité marquée, essoufflement facile, palpitations, pas de graves lésions organiques.

L'étranglement s'est constitué progressivement du 27 au 28 novembre, soit depuis 30 à 48 heures. Le 28 et 29, nombreux vomissements bilieux, dernières selles le 27, depuis envies d'aller à la garde-robe sans résultat. Quelques gaz auraient passé dans la journée du 29. Douleurs par crises irrégulières, assez vives à son arrivée à l'hôpital, peu marquées en dehors des crises.

A son entrée salle Gosselin, tumeur herniaire du volume d'une tête de nourrisson, irrégulièrement bosselée, le centre de cette tumeur est violacé avec quelques croûtelles et des plaques grisâtres et des phlyctènes. Pouls à 115, régulier, assez fort, température, 37.

*Intervention.* — Anesthésie au chloroforme. Tout l'abdomen est passé à la teinture d'iode sans savonnage.

La tumeur est circonscrite par une incision en ellipse qui va jusqu'à l'aponévrose. La peau est décollée ensuite jusqu'au voisinage de l'anneau ombilical. Le péritoine est ouvert sur la ligne médiane au-dessus de la hernie, puis aux ciseaux les aponévroses de la ligne blanche et le péritoine sont sectionnés circulairement sur tout le pourtour de l'anneau. La tumeur complètement détachée est examinée sur sa face profonde, section et ligature de l'épiploon qui s'y engage. On constate alors que deux anses complètes pénètrent dans le sac (deux bouts afférents et deux bouts efférents). Après protection soigneuse du péritoine, le sac est fendu aux ciseaux et les anses sont libérées. Le sac contenait une petite quantité de liquide fétide.

Les deux anses, l'une est complètement noire, elle est réséquée sur 40 centimètres de longueur environ, les sections intestinales sont faites entre deux pinces, l'hémostase du mésentère est faite au moyen d'une série de ligatures en chaîne. L'anastomose des deux bouts d'intestin est faite au bouton de Jaboulay, elle devait être termino-terminale, mais *une des pinces à coprostase ayant un peu lésé l'intestin*, on est obligé de réséquer quelques nouveaux centimètres sur l'un des bouts et l'on fait alors une anastomose latérale au bouton. Les deux moitiés du bouton sont introduites dans les deux bouts intestinaux qui sont fermés par une suture en deux plans, puis sur chacun de ces deux bouts on fait un orifice au thermocautère dans lequel on engage la moitié du bouton. On resserre le pourtour de l'orifice sur le bouton par une bourse et on engage les deux moitiés l'une dans l'autre, pas de surjet séro-séreux d'enfouissement, ce qui est peut-être une faute. La brèche mésentérique est petite, un seul point suffit à la fermer.

La deuxième anse est alors examinée après ablution de sérum chaud, elle ne présente pas de lésions importantes, on la réintègre sans traitement spécial. Les anses qui, somme toute, étaient peu météorisées, sont réduites sans trop de difficultés.

Paroi en un plan au fil de bronze d'aluminium, sans drainage. Durée de l'opération une heure vingt-cinq, du chloroforme une heure trente-cinq, quantité 150 grammes à la compresse.

*Suites opératoires*. — Le lendemain huile camphrée. Spartéine. Ventouse. Todd. Acétate d'ammoniaque, la malade est assise dans son lit. Malgré cela vive dypsnée. Pouls faible à 120. Température 39. Les jours suivants, l'état s'améliore, la température descend progressivement à la normale, le pouls revient à 100 et même 90 pulsations. Le 4 octobre au soir, l'état s'aggrave assez rapidement, mort le 5, à une heure et quart du soir, dans le collapsus, cinq jours et demi par conséquent, après l'intervention.

*Autopsie.* — 7 décembre. — La pression du bouton a sphacellé le points sur lesquels on a appuyé, le bouton a glissé dans la cavité péritonéale et les deux bouts se sont désunis. Péritonite généralisée, congestion intense des deux poumons.

Il nous a paru étonnant que ces faits ne se présentent pas plus fréquemment. On est obligé pour faire s'invaginer les deux moitiés du bouton d'exercer une pression assez considérable qui doit traumatiser l'intestin sur lui et c'est là où se produit plus tard une plaque de sphacèle, par laquelle le bouton s'échappe dans la cavité péritonale.

A côté de ces inconvénients indéniables, le bouton a un avantage sur lequel Berkofsky a attiré l'attention récemment. Ce dernier en juin 1909 à la réunion libre des chirurgiens de Berlin apporte une statistique de 7 années du Pr Neumann. Il a opéré 57 grangrènes herniaires, il a fait 49 résections avec 32. 6 % de mortalité. Cette mortalité est plus élevée pour le gros intestin, plus faible pour le grêle. Il a employé le bouton de Murphy toujours pour la rapidité et la solidité des sutures, et aussi parce qu'il assure l'écartement des parois intestinales facilitant l'écoulement des matières d'un bout dans l'autre. C'est pour cette raison que jamais il n'a cru devoir recourir à l'évacuation du contenu intestinal au cours de l'opération. Cet auteur considère donc comme importante cette évacuation des liquides intestinaux et nous pensons que cette façon d'agir qui consiste de laisser s'écouler avant la suture le plus possible de liquide, est une pratique excellente qui ne donne au bouton aucun avantage sur la suture.

## DU CHOIX DU MODE DE RÉUNION DES DEUX BOUTS D'INTESTIN GRÊLE APRÈS LA RÉSECTION

Nous venons de dire ce que nous pensions de l'emploi du bouton, étant décidé à ne pas l'employer quel procédé de suture, va nous servir. On peut dire qu'il y a deux procédés en présence.

1° L'entérorraphie circulaire, simple ou avec abrasion de Chaput.

2° L'entérorraphie latéro-latérale.

Il semble bien actuellement que tous les auteurs s'accordent pour donner leur préférence à cette dernière. Nous allons donc discuter les avantages et les inconvénients de ces deux méthodes. Nous ne parlerons pas de l'entérorraphie avec abrasion de Chaput elle est longue à pratiquer, presque aussi longue que l'entérorraphie latéro-latérale ;

Voyons d'abord les avantages de l'entérorraphie circulaire.

1° Elle est plus rapide à exécuter ;

2° Elle rétablit idéalement la continuité du tube digestif ;

3° Elle ne créé pas de diverticule au niveau du bout supérieur comme la latéro latérale.

Ces avantages nous paraissent discutables comme à la plupart des auteurs.

1° La longueur de l'intervention est un facteur bien minime surtout si l'on fait une anesthésie locale, il ne faut pas beaucoup plus longtemps pour faire une anastomose latéro-latérale.

2° La circulation se fait parfaitement dans l'anastomose latéro latérale. Von Frey dans ses expériences a fort bien montré que chez des lapins sacrifiés 6 mois après l'intervention, le bout afférent se continuait directement avec le bout efférent.

3° Quant à la question du diverticule, si elle pouvait avoir de l'importance pour le gros intestin; ce que nous ne voulons pas discuter, Seen et Reichel en ont fait justice pour l'intestin grêle.

Ces avantages nous paraissent donc très discutables et si nous y ajoutons les inconvénients de la méthode, nous comprenons très bien qu'on l'abandonne.

1° La suture termino-terminale est plus difficile à pratiquer, la difficulté est plus grande du côté du mésentère, et c'est là, presque toujours qu'on a trouvé l'infection débutante.

2° Il faut pratiquer une excision cunéiforme du mésentère sous peine de contrarier la circulation des bouts anastomosés.

3° Pour faire des sutures intestinales, notre maître M. Ricard insiste sur la façon d'appliquer l'un contre l'autre les bouts d'intestin, il faut accoler des surfaces et non pas des lignes. Pour le faire, on rétrécit forcément le calibre de l'intestin et s'il n'en résulte pas toujours de l'occlusion immédiate comme dans l'observation que nous a obligeamment communiquée le Dr Lenormant et que nous publions à la fin de ce chapitre, il est certain que des rétrécissements consécutifs se produisent surtout chez l'enfant où l'on crée une cicatrice inextensible sur un intestin qui va se développer.

4° Enfin il est des cas où l'on ne peut mettre bout à bout les deux segments de l'intestin, c'est lorsque le bout supérieur étant très dilaté, son calibre est beaucoup plus grand que celui du bout inférieur.

Tous ces reproches on ne peut les adresser à la suture latéro-latérale. Nous venons de dire que la longueur de l'intervention, la création des diverticules, la moins bonne circulation du contenu étaient des reproches injustifiés. Pas de difficulté d'anastomoser un segment dilaté et un autre normal, pas de difficulté du côté du mésentère, facilité de faire un grand orifice de communication tout en faisant des sutures solides constituées par de larges surfaces accolées.

Toutes ces raisons ont amené peu à peu les différents auteurs à considérer l'anastomose latéro-latérale par sutures comme le procédé de choix, laissant l'anastomose termino-terminale à ceux qui emploient le bouton. Est-ce à dire que ce procédé circulaire ne doit jamais être employé par sutures, qu'il est toujours mauvais ? Non. Voici du reste une observation de guérison due à notre collègue et ami Ribérol qui a pratiqué une résection dans une hernie gangrénée, alors qu'il était interne de M. Rieffel à l'hôpital Saint-Louis.

## Observation (inédite).

*Hernie crurale droite gangrénée. Résection de l'anse. Anastomose termino-terminale. Guérison.*

Malade porteur d'une hernie crurale droite depuis longtemps, mal maintenue par un bandage. Le 4 octobre 1900, douleurs légères au niveau de la hernie, puis des coliques apparaissent et malgré les purgations, pas de selles. Dans l'après-midi du 6 octobre, vomissements, il rentre le soir à l'hôpital Saint-Louis.

Hernie du volume d'un petit œuf de poule, peu douloureuse, irréductible. Ventre peu ballonné, ni selles, ni gaz, pouls à 75, pas de température.

*Intervention.* — Chloroforme. Gants. Incision verticale. Sac très œdématié. A l'ouverture on n'y trouve pas de liquide, anse noire. Débridement de l'anneau crural en haut, l'anse attirée et vérifiée dans toute son étendue, sphacèle presque complet classique. L'étranglement siège à 5 ou 6 centimètres de l'angle iléo-cæcal. Coprostase avec pinces de Hartmann. Section aux ciseaux. Anastomose termino-terminale, soie O. Un surjet total, un d'enfouissement. Réduction, pas de drain, excision du sac, cure radicale.

Alimentation progressive à partir du troisième jour. Pendant les premières 48 heures, sérum sous la peau et dans le rectum, de l'eau comme boisson, bronchite assez intense, le malade sort guéri le vingt-quatrième jour.

## Observation (inédite, obligeamment communiquée par M. le Dr Lenormant).

Mme V, Vve P..., âgée de 65 ans, entrée à l'Hôtel-Dieu le 11 janvier 1900, pour une hernie crurale droite étranglée grosse comme le poing. Les accidents d'étranglement datent de trois jours : la hernie est dure, mate, irréductible et douloureuse. Arrêt complet des matières et des gaz. Pas de vomissement. Etat général bon.

*Opération.* — Immédiate (chloroforme, appareil Ricard). Dissection et ouverture du sac, dans lequel se trouve une petite frange épiploïque, l'extrémité libre de l'appendice (environ les trois quarts de sa longueur (sphacélé mais non perforé et adhérent au sac par son sommet ; et une anse grêle non perforée, mais présentant une plaque de gangrène, grande comme une pièce de cinquante centimes. L'étranglement, dont l'agent est l'anneau fibreux, est très serré, on le débride avec précaution aux ciseaux. On examine ensuite plus attentivement les organes herniés : la frange épiploïque est reséquée, l'appendice dont les lésions s'arrêtent net au niveau de l'étranglement et dont le quart juxta-cœcal est parfaitement sain, est lié et réséqué sans enfouissement du moignon. L'anse intestinale n'est pas perforée, au niveau du sillon de stricture, mais en raison de la plaque de sphacèle et des lésions du mésentère, qui s'est déchiré et saigne, il paraît impossible de la réduire.

Résection intestinale sur une longueur de 10 centimètres environ, avec section cunéiforme du mésentère, hémostase par ligature des vaisseaux de la tranche mésentérique et suture du méso. Réunion termino-terminale des deux bouts intestinaux par sutures circulaires en deux plans (surjets à la soie fine) ; le calibre de l'intestin est notablement réduit par la suture. Fermeture du péritoine sans drainage. Résection du sac. Fermeture de l'anneau crural par suture de l'arcade à l'aponévrose du pectiné. Réunion sans drainage (agrafes).

*Suites.* — Bonnes d'abord, pas de schock, pas de fièvre, pas de réaction péritonéale. Mais la malade continue à n'émettre ni gaz, ni matières, son ventre se ballonne et des ondulations péristaltiques se dessinent sous la peau. Au bout de 48 heures, l'occlusion intestinale persistante est évidente.

*Deuxième opération* (14 janvier). — Chloroforme, appareil Ricard). Laparotomie latérale droite à travers la gaine du droit (ligature des vaisseaux épigastriques). Il n'y a pas trace de péritonite, mais les anses grêles sont distendues et congestionnées, on les déroule jusqu'à la suture faite l'avant-veille : c'est cette suture qui fait un obstacle hermétique ; l'intestin en aval est vide. Les pressions ne font pas passer le contenu intestinal à ce niveau ; la suture est bien étanche.

On se décide à pratiquer une entéro anastomose sur les parties voisines de l'intestin; mais on veut au préalable rentrer les anses qui ont été extériorisées dans le ventre. Pendant cette manœuvre, l'intestin grêle se rompt sur une longueur de 2 centimètres environ, à 40 ou 50 centimètres environ en avant de la suture. Après avoir épongé les matières et établi la coprostase par des pinces, on se sert de cette perforation qu'on agrandit pour établir une anastomose latérale avec l'intestin grêle en avant de la suture. Surjet de soie fine à deux plans, on s'assure que le contenu intestinal passe bien d'une anse dans l'autre. Grand lavage et réduction de l'intestin. Suture de la paroi en un seul plan (fils de bronze) avec drainage.

*Suites.* — La malade s'affaiblit rapidement et meurt le 15 janvier à midi.

---

## MANUEL OPÉRATOIRE

*Anesthésie*. — Dans nos observations personnelles, nous avons employé une fois l'éther comme anesthésique général et quatre fois la cocaïne comme anesthésique local.

L'éther est certainement moins toxique que le chloroforme, et chez des malades déjà intoxiqués, il vaut mieux l'employer. Nous avons personnellement une longue pratique de cet anesthésique ; nous l'avons vu employer à Lyon pendant deux ans avec la vessie ou le masque de Julliard, puis un an chez notre maître M. Nélaton lorsque nous étions externe dans son service avec le masque de Julliard ; enfin nous avons passé une année d'internat près de ce maître et nous avons vu fonctionner l'appareil de M. Ombrédanne qui donne de grandes garanties de sécurité, et nous avons acquis la ferme conviction que c'est un anesthésique excellent.

Mais l'anesthésie locale est ici très suffisante. Il suffit de faire une anesthésie de la peau à la cocaïne puis quelques injections de la solution dans les aponévroses et muscles tout autour du collet, pour obtenir une insensibilité sinon complète, du moins presque complète.

L'intestin est parfaitement insensible à toutes les manipulations. Sa section, les sutures se font sans occasionner la moindre douleur, les malades réagissent seulement lorsqu'on exerce les tractions sur le mésentère, aussi lorsqu'on a extériorisé l'anse à réséquer, on n'a plus à s'inquiéter, le malade ne souffre plus.

Nous avons cependant à signaler une difficulté due à l'anesthésie locale. On obtient difficilement l'anesthésie des muscles et aponévroses de la paroi, aussi lorsqu'il faut réintroduire dans l'abdomen l'anse anastomosée, aurons-nous d'assez grandes difficultés. Il faudra éviter d'exercer des tractions sur la paroi, car provoquant de la douleur, nous ne manquerions pas d'obtenir la contracture reflexe de cette paroi et la rigidité de l'orifice qu'il s'agit de franchir.

Cette difficulté que nous signalons dans l'anastomose latéro-latérale avec sutures est cependant moindre que celle donnée par la même anastomose au bouton, et c'est une des raisons qui nous font rejeter son emploi, car il nécessite un débridement plus large de l'orifice herniaire.

L'anesthésie locale nous place donc dans de bonnes conditions par rapport à l'intoxication du malade, elle nous permet de pratiquer une intervention assez longue sans provoquer de shock.

Nous évitons ainsi l'obligation de pratiquer deux anesthésies comme le propose Dubois dans sa thèse, une avant la résection et une après pour terminer l'opération.

Quant à l'anesthésie lombaire, nous l'avons employée autrefois, mais depuis la discussion qui eut lieu l'an dernier à la Société de Chirurgie de Paris, nous avons renoncé à son emploi qui semble compter trop de dangers. Du reste, l'anesthésie locale étant suffisante pourquoi chercher des procédés plus compliqués et plus nuisibles aux malades ?

La désinfection du champ opératoire chez des malades non endormis, devenait une difficulté avec le lavage et le brossage de la région, nous avons acquis déjà par une assez longue pratique la certitude de l'efficacité du procédé de la teinture d'iode. Nous nettoyons d'abord à l'éther, puis nous appliquons une couche de teinture d'iode, nous n'avons eu jusqu'ici aucun ennui avec cette manière de faire, vulgarisée en France par M. Walther.

*Technique opératoire.* — La paroi étant incisée, nous allons de suite chercher le sac, et nous l'ouvrons. Il faut en effet éviter de débrider le collet avant d'avoir vérifié le contenu du sac, pour ne pas faciliter la fuite dans l'abdomen d'une anse douteuse qu'on aurait ensuite le plus grand mal à retrouver.

Le sac étant ouvert nous avons trouvé une anse douteuse, les ablutions au sérum chaud n'ayant donné aucun résultat, il nous reste à pratiquer la résection de cette anse. Le moment est venu de débrider le collet du sac, pour pouvoir attirer au dehors l'anse gangrénée avec une portion d'intestin sain des deux côtés de la plaque de sphacèle. Il est évident en effet que la résection doit se faire aux tissus sains pour obtenir une réunion par première intention et éviter une perforation secondaire qui entraînerait une péritonite ou tout au moins un abcès stercoral et une fistule.

L'anse intestinale étant légèrement attirée au dehors, le mésentère étant vérifié, il faut garnir soigneusement notre champ opératoire, isoler autant que possible l'anse du reste de la plaie pour en éviter l'infection par la brèche intestinale.

Pour pratiquer la résection de l'anse, tous les auteurs conseillent de placer sur les deux bouts assez loin de la section des pinces à coprostase; on a proposé des modèles nombreux permettant, par une pression modérée, d'éviter de traumatiser l'anse.

Ces pinces sont destinées à empêcher l'issue du contenu intestinal, et à assurer en partie l'hémostase de l'intestin. Dans nos observations personnelles, nous ne nous sommes en aucun cas servi de ces pinces et en voici les raisons :

1° Roger et Garnier ont montré récemment la grande septicité des liquides intestinaux dans l'occlusion intestinale. Il ne nous semble pas indifférent de laisser ou d'évacuer ces liquides et ces gaz dans un intestin parésié, qui les éliminera assez longtemps après l'intervention et en absorbera par conséquent une assez grande quantité, chez des malades présentant le plus souvent de la stercorémie, il y a donc tout intérêt à se débarrasser de ces poisons.

2° On a reproché aux gaz intestinaux de tendre outre mesure les sutures et par conséquent de favoriser la déchirure des parois intestinales, c'est un argument des partisans du bouton contre les sutures. En permettant l'issue de ces gaz et d'une partie des liquides septiques qui servent à leur élaboration, nous nous plaçons dans de meilleures conditions pour la bonne tenue de nos sutures.

3° Nous évitons à l'intestin un traumatisme qui, pour si minime qu'il soit, n'en existe pas moins.

Dans l'observation que nous a communiquée notre collègue Chénier au moment de faire son anastomose, il s'aperçoit que la pince à coprostase a blessé l'intestin, il est obligé de réséquer celui-ci plus largement. Ce n'est donc pas une vue de l'esprit.

Mon maître, M. le Dr Ricard, se sert souvent d'une compresse mouillée qu'il passe par un petit orifice fait au mésentère et qui lui permet de serrer l'intestin juste ce qu'il est nécessaire de le faire.

4° L'hémorragie de la tranche intestinale ne nous a pas paru assez abondante pour nous gêner, nous ne trouvons donc aucun avantage à faire de l'hémostase préventive.

Notre conduite est donc opposée à celle de tous les auteurs classiques, au lieu d'éviter l'issue du contenu intestinal, nous préférons le faciliter ; allons-nous donc pour cela nous placer dans des conditions fâcheuses pour éviter l'infection du champ opératoire ? Nous ne le croyons pas. Nous ne prétendons pas qu'il faille laisser couler largement ces liquides, bien au contraire, nous faisons tout d'abord une petite ponction sur l'anse. Par cette ponction pourront sortir les liquides que l'on retiendra avec les doigts s'il y a de la pression dans l'intestin, et l'anse ayant été bien garnie, il est facile d'éponger peu à peu tout ce qui sort sans laisser couler quoi que ce soit. Ainsi lorsqu'on aura évacuer ce contenu septique, on pourra agrandir la ponction faite au bistouri et on se trouvera dans les mêmes conditions de septicité relative que si l'on avait employé les pinces à coprostase ; il nous restera donc l'avantage d'avoir évité le stase de ces toxines.

Dans nos observations personnelles, nous avons eu une seule suppuration de la paroi, nous ne saurions donner une meilleure preuve à l'appui de cette pratique. Nous avons été amené à faire une digression un peu longue, elle était nécessaire, puisque c'est là une modification importante de la technique de l'entérectomie classique.

***Section de l'Intestin.*** — L'anse gangrenée largement attirée au dehors, est placée sur un lit de compresses stérilisées, l'isolant bien du reste du champ opératoire. On place alors deux pinces de Kocher un peu en dehors de la ligne de section à chaque bout de la portion à réséquer, on place également de l'autre côté de la ligne de section sur la portion à enlever, deux autres pinces, on coupe aux ciseaux franchement entre les deux pinces, laissant environ un demi centimètre d'intestin dépasser la pince de Kocher qui tient le bout sain. La direction de la ligne de section doit être perpendiculaire à l'intestin ou mieux légèrement oblique du bord libre vers le mésentère de dehors en dedans, c'est-à-dire de la partie saine vers la partie malade, afin de ne pas avoir sur le bord libre de l'intestin une portion mal irriguée. La section est faite de la même façon des deux côtés, on entoure alors d'une compresse la portion à enlever, et on place une compresse sur chaque bout sain, cela permet de faire proprement l'hémostase et la section du mésentère. On peut employer une autre technique excellente elle aussi, on écrase avec la pince spéciale l'anse intestinale aux deux bouts à sectionner et on fait une simple ligature sur la portion écrasée. Cette technique permet plus sûrement d'être propre pendant la section du mésentère.

***Section du Mésentère.*** — Lorsqu'on résèque une portion un peu longue d'intestin, il peut être nécessaire d'enlever une certaine surface du mésentère qui gênerait pour rapprocher les deux bouts à anastomoser, aussi le résèque-t-on en coin, après avoir posé une série de ligatures en chaîne.

Certains opérateurs sectionnent le mésentère sans en faire l'hémostase préventive et recherchent et lient les vaisseaux au fur et à mesure de leur section. Mais il n'est pas toujours facile d'agir ainsi, dans un mésentère chargé de graisse. La section du mésentère ne doit pas prolonger celle de l'intestin, il faut garder une petite portion du méso de l'anse réséquée, pour être certain de ne pas priver de circulation un des bouts anastomosés.

***Fermeture des deux bouts.*** — Si l'on a employé la pince à écrasement, une ligature sur la portion écrasée suffit à fermer le bout intestinal, mais il faut enfouir cette ligature, soit par un surjet séro-séreux, soit par une bourse séreuse faufilée sous le péritoine en dehors de la portion écrasée et ligaturée.

Si on a fait la section entre deux pinces de Kocher, il reste en dehors de la pince qui ferme l'intestin un demi-centimètre de tissus pour faire un surjet total avant d'enlever la pince et de faire ensuite un surjet séro-séreux allant du bord libre au bord mésentérique, pour enfouir la première ligne de suture.

***Anastomose des deux anses.*** — Les deux anses sont donc rapprochées de telle façon que les bouts des deux anses soient placés à 7 ou 8 centimètres environ l'un de l'autre, c'est-à-dire que nous plaçons au contact l'une de l'autre les deux anses, non pas en canon de fusil, mais au contraire l'une continuant l'autre, seulement au lieu de les mettre bout à bout, les deux extrémités empiètent l'une sur l'autre. On a ainsi deux anses en contact sur une longueur de 7 à 8 centimètres. Pour les maintenir on fait un premier surjet séro-séreux, qu'on a l'habitude d'appeler le surjet séro-séreux postérieur. Ce surjet doit être fait assez près du mésentère sur les deux anses, de façon à laisser de l'espace pour faire les deux surjets totaux et le surjet antérieur. Le surjet postérieur commence très près d'une des extrémités fermées pour se terminer près de l'autre, avant de l'arrêter là il est bon de le faire se recourber en avant pour faciliter sa continuation avec le surjet antérieur. On conserve en effet dans une compresse, le fil maintenu dans une pince. On ouvre alors l'intestin. Le temps très simple quand on a mis des pinces à coprostase demande évidemment des précautions plus grandes quand on n'en a pas placé. Il faut tout d'abord garnir de compresses le champ opératoire, cacher sous des compresses presque toute l'anse, sauf au point à ponctionner. On peut alors faire une très petite ouverture, soit au bistouri, soit aux ciseaux, et tout en modérant l'issue des liquides, étancher soigneusement ce qui sort sans le laisser couler. Ce but n'est pas difficile à obtenir, et avec quelques précautions on a pu protéger son champ opératoire d'une inondation néfaste et cependant débarrasser son malade de liquides septiques et toxiques.

La section de l'intestin est alors agrandie aux ciseaux, elle doit avoir 5 à 6 centimètres de longueur, et elle se fait dans le sens de la longueur de l'intestin, parallèlement au sujet postérieur.

La section étant faite sur les deux anses à 2 ou 3 millimètres en avant du surjet postérieur et de la même longueur, on fait une suture totale sur tout le pourtour de ces deux incisions, il est évident qu'on commence à suturer les deux lèvres les plus proches du surjet postérieur, pour terminer par les deux lèvres les plus éloignées. Pour la demi-circonférence postérieure, la suture se fera d'une muqueuse à l'autre, tandis que dans la demi-circonférence antérieure, il est plus simple et plus facile d'aller d'une séreuse à l'autre. En faisant cette suture circonférentielle, il faut surveiller de plus près les points qui se trouvent placés aux angles des incisions. Lorsqu'on arrive à son point de départ, on lie les deux chefs initial et terminal. Il ne reste plus qu'à continuer le surjet séro-séreux, soit en reprenant le fil qui a servi à adosser les deux anses pour faire un surjet antérieur qui vient se terminer là où commençait le postérieur, les deux chefs sont noués ensemble comme précédemment soit en faisant un nouveau surjet dont on solidarise les chefs des deux côtés avec ceux du surjet postérieur.

Pendant toutes ces sutures, il est bon qu'un aide tienne bien tendu le chef initial, de cette façon la ligne de suture reste droite et il est plus facile de passer l'aiguille dans des tissus tendus.

Pour pratiquer les sutures, nous pensons qu'il vaut mieux se servir d'aiguilles droites, recourbées à leurs extrémités, avec un chas fendu, il faut autant que possible se servir d'aiguilles rondes qui dilacèrent les tuniques intestinales sans les couper, c'est pour cette raison également que l'aiguille de Reverdin est à rejeter, elle coupe ;

quand on n'a pas à sa disposition des aiguilles recourbées à leur extrémité piquante, les aiguilles de couturière sont encore les meilleures.

Lorsqu'on a enlevé une portion étendue du mésentère, il est bon de retenir les deux sections par quelques points de suture pour éviter la formation d'un orifice ou pourrait venir s'engager et s'étrangler une anse intestinale.

Il faut faire une toilette soignée de l'anastomose, soit avec du sérum chaud, soit, et de préférence, avec un liquide antiseptique, tel que l'eau iodée.

Il nous reste à réintroduire ces deux anses placées côte à côte sur la cavité péritonéale. Nous avons dit à propos de l'anesthésie locale que c'était une des difficultés de l'opération. Nos interventions personnelles ont été en effet pratiquées pour des hernies crurales qui toutes avaient un orifice très étroit qui admettait difficilement deux doigts. Dans ces conditions, il est facile de comprendre que deux anses accollées devant y passer de front avec une autre épaisseur d'intestin, ne rentrèrent pas sans peine. Nous ne voulions pas exercer de pression sur nos sutures de crainte de les faire déchirer l'intestin, voici comment nous avons procédé :

Le collet ou sac largement débridé, on saisit les bords du sac avec des pinces, et on tend ses parois, en ayant soin de ne pas toucher à l'anneau crural qui étant tendineux est mal anesthésié. Sur les parois tendus du sac on fait glisser doucement l'anse en faisant largement respirer le malade que du reste on peut placer en position déclive si cela est nécessaire. Nous signalons cette difficulté sans y attacher une trop grande importance, nous en sommes venu à bout assez facilement, mais elle n'est pas négligeable.

L'intestin que nous venons de rentrer dans la cavité abdominale, certains auteurs le suturent au contact de l'orifice herniaire. Nous croyons cette manœuvre bien inutile si les sutures ont été faites convenablement.

Une question plus délicate est celle du drainage. Pour notre part, nous n'avons draîné qu'une fois la cavité péritonéale et cela non pas tant à cause de l'intervention que nous venions de pratiquer, que parce que la malade avait une assez grande quantité de liquide séreux dans l'abdomen.

La question de la cure radicale de la hernie devient secondaire et on se laisse guider par l'état du malade. On fait en tout cas fermer le sac, et mettre quelques points sur l'orifice herniaire. Un drainage superficiel nous semble nécessaire.

---

## SOINS POSTOPÉRATOIRES

L'accord est également loin d'être fait sur ce point.

1° Faut-il constiper les malades ? Il est classique en effet de donner de l'opium aux opérés de l'intestin pour immobiliser cet organe et permettre aux sutures de devenir solides et anatomiques avant qu'il ne reprenne ses fonctions. Mais ici, la même indication revient : évacuer le contenu intestinal, et les mouvements péristaltiques ne nous semble pas suffisamment violents pour désagréger des sutures bien faites.

Aussi n'avons-nous pas constipé nos malades, le résultat a été que presque tous ont été à la selle le deuxième jour et il n'est pas douteux qu'ils n'ont pû en retirer qu'un sérieux bénéfice.

2° L'alimentation doit-elle être tardive ? Notre opinion est au contraire qu'elle doit se faire le plus vite possible. Plus nous pouvons donner de résistance à nos malades et plus nous serons sûr qu'ils vaincront l'intoxication qui les guette.

Le 1er jour, il est certain qu'on ne peut, à cause des vomissements possibles, ne leur donner qu'un peu d'eau par cuillerées, mais nous rappelons qu'il s'agit de malades non endormis, par conséquent on n'a pas à craindre de vomissements postanesthésiques, on peut donc leur donner plus rapidement à boire en abondance ; cela permet à leur rein d'éliminer en même temps que l'eau les produits toxiques qui embarrassent l'organisme.

Dès le 2e jour, on peut donner, en dehors des boissons légèrement alcoolisées telles que du thé au rhum, du lait lactosé, dans le volume d'un litre environ.

Le 4e jour, on peut donner des potages avec des jaunes d'œufs, du jus de viande et même de la viande hachée finement.

Le 8e jour, l'alimentation redevient normale.

Ce qu'il faut surveiller c'est le poumon et appliquer des ventouses au moindre signe de congestion pulmonaire. C'est encore pour cette raison que le lever très précoce est un adjuvant très sérieux.

Une de nos malades s'est levée au troisième jour, elle avait 83 ans, et nous sommes persuadé que sa guérison est en grande partie due à cette précaution. Une autre de nos malades morte au 18e jour aurait certainement évité la congestion pulmonaire cause de son décès, si moins affaiblie, plus courageuse, elle avait consenti à se lever. Nous avons purgé nos malades à des moments différents, c'est que nous étions fort embarrasés pour trouver une indication dans un traité ; notre impression est qu'on peut le faire de bonne heure, le 5e ou le 6e jour.

## OBSERVATIONS

### Observation I (personnelle).

D... Alphonsine, âgée de 59 ans, se présente à l'hôpital Boucicaut, le 6 novembre 1908, à 5 heures du soir, elle entre dans le service de mon maître, M. Nélaton.

Depuis plusieurs années, elle a une hernie crurale gauche, qui était petite, rentrait facilement et ne la faisait que peu souffrir. Il y a 24 heures environ, elle a été prise de douleurs très vives au niveau de sa hernie et de coliques. Depuis, elle n'a eu ni selles, ni émission de gaz. Elle a des vomissements noirâtres, un état général mauvais, son pouls est petit et rapide. Température 37.

La hernie est la classique petite hernie crurale, marronnée, son pédicule est douloureux, elle est mate. Son volume est celui d'un petit œuf.

Anesthésie à l'éther avec l'appareil de M. Ombrédanne. Le sac ouvert avant sa libération contient un peu de liquide séro sanguinolent et une petite anse intestinale de coloration noirâtre. L'anse étant maintenue, on débride soigneusement le collet et on peut attirer l'anse herniée au dehors. La coloration est noirâtre, marbrée par places, et son épaisseur est singulièrement diminuée à certains endroits et en particulier aux points de striction du collet. On la place entre des compresses imprégnées de sérum chaud, elle ne reprend pas sa coloration normale. Nous hésitons alors entre l'anus au niveau de l'orifice du canal crural et l'entérectomie, car nous n'avions pas d'aide, cependant pensant que cette dernière pratique était la plus rationnelle, nous prîmes le parti de réséquer l'anse malade, et de faire l'anastomose immédiate. Nous plaçons donc deux pinces de Kocher, un peu au-delà des lésions et nous réséquons entre ces deux pinces 8 centimètres environ d'intestin. Nous avions pris soin de sectionner l'anse à un demi centimètre de la pince, de cette façon on peut former rapidement et facilement les deux bouts sans avoir d'hémorragies. Ligatures en chaîne sur le mésentère réséqué un peu en coin. Adossement des deux bouts intestinaux sur une longueur de 9 centimètres environ, par un surjet postérieur à la soie et à l'aiguille de couturière. Puis ponction du bout supérieur au bistouri (sans placer de pinces à coprostase) ; par ce petit orifice on laisse s'écouler les liquides contenus dans l'anse, en ayant soin de ne pas les laisser s'écouler trop vite pour ne pas infecter notre champ opératoire, bien garni de compresses du reste. On agrandit l'orifice intestinale sur les deux bouts. Sutures à la soie, tout autour, puis surjet antérieur séro-séreux. On réintègre assez facilement l'anse dans la cavité péritonéale.

Résection du sac. Fermeture de l'orifice. Drain superficiel.

L'opération a duré près de deux heures, ce qui n'était pas sans nous inquiéter.

Cependant la malade, dès le lendemain, rend des gaz. Elle n'est nullement schokée, son pouls encore rapide est bien frappé, au bout de trois jours son état général était excellent. Elle est purgée au septième jour, alimentée à partir du lendemain, elle sort guérie le 21e jour. Nous avons revu cette femme fin avril bien portante.

### **Observation II** (personnelle).

Mme B..., 45 ans est amenée le 4 mai 1909 à l'Hôpital Saint-Louis, où elle entre dans le service de mon maître, M. Rochard.

Hernie crurale droite datant de plusieurs années et n'ayant pas occasionné de grands troubles. Les accidents d'étranglement remontent à trois jours. Douleur brusque au moment de soulever un paquet. Depuis ce moment les coliques n'ont cessé, envie d'aller à la selle sans émission de gaz ni de matières, depuis 24 heures la malade vomit souvent, des vomissements d'abord jaunâtres, sont devenus noirs depuis quelques heures et sentent mauvais.

Le pouls est mauvais et petit à 120. La hernie est petite, de la grosseur d'une noix environ, elle est douloureuse au niveau de son pédicule.

*Intervention.* — Anesthésie locale à la cocaïne, de la peau et du tissu cellulaire sous-cutané.

Ouverture du sac avant son débridement. Il s'écoule un liquide roussâtre et sentant mauvais.

Une anse serrée dans le collet est prise et porte une perforation très minime (piqûre) par où s'écoule du liquide muqueux.

Le collet du sac est débridé, on attire l'anse au dehors assez largement et on garnit le champ opératoire de compresses sur une assez grosse épaisseur. On place deux pinces perpendiculairement à l'intestin, en dehors des limites de la zone à réséquer qui a 10 centimètres de longueur environ. Section en dedans des pinces à un demi-centimètre d'elles. Ligatures en chaîne du mésentère. Fermeture des deux bouts intestinaux par un surjet total sans enlever la pince, puis par un surjet séro-séreux après l'ablation de celle-ci. Anastomose latéro-latérale en ayant soin de ne pas placer de pince à coprostase et de vider le plus possible l'intestin de son contenu septique. Les sutures sont faites au fil de lin et avec l'aiguille de couturière.

La difficulté fut de rentrer l'anse anastomosée dans la cavité péritonéale.

La malade souffrait lorsqu'on essayait d'exercer des tractions sur l'orifice crural et par suite se contractait, ce n'est que lorsqu'on eut tenu le sac avec des pinces sans toucher à la paroi, que l'on pût faire glisser l'anse sur le sac et la réintroduire dans l'abdomen. Il s'écoula alors une assez grande quantité de liquide séreux de la cavité péritonéale, c'est pour cette raison que nous drainons le péritoine. Ce drain fut du reste retiré au bout de 48 heures.

Les suites ont été extrêmemnt simples. Le lendemain la malade rend des gaz, son pouls est à 100 bien frappé, elle ne présente aucun shock.

Purgation au 5e jour, alimentation le 6e. Cette femme sort guérie le 24 mai 1909.

**Observation III** (personnelle).

Mme F..., 83 ans, entre le 6 octobre 1909, dans le service de M. Rochard.

Ancienne hernie crurale droite de petites dimensions qui a toujours été facilement réductible. Depuis huit jours la malade va difficilement à la selle, sans cependant avoir eu à se plaindre de sa hernie. Depuis quatre jours seulement, celle-ci est douloureuse e irréductible, mais la malade ne peut préciser un moment précis d'étranglement. La dernière selle a eu lieu il y a quatre jours, mais elle prétend avoir émis des gaz jusqu'aux derniers 24 heures. Le pouls est à 110, la langue sèche et sale, elle vomit.

La hernie est dure, douloureuse et mate.

*Intervention.* — Anesthésie locale à la cocaïne, de la peau.

Dans le sac ouvert avant tout débridement, outre un peu de liquide rougeâtre, se trouve une anse grêle de coloration ardoisée. Le collet est débridé, l'anse attirée au dehors sur un lit de compresses. Ablutions de sérum chaud sans résultat. Il persiste une plaque de gangrène qui ne fait pas le tour de l'anse mais qui est placée sur le bord mésentérique et un petit coin du mésentère est également infiltré de sang, c'est ce qui nous détermine à réséquer une portion de l'anse, 6 centimètres environ, entre deux pinces de Kocher; comme dans nos deux cas précédents, fermeture des deux bouts par double surjet, résection en coin du mésentère après ligature en chaîne et adossement des deux anses, ponction et évacuation des liquides et gaz intestinaux, surjet muco-muqueux circulaire se joignant au postérieur séro-séreux. Nous avons alors beaucoup de peine pour réintroduire l'anse anastomosée dans l'abdomen car l'orifice crural est très étroit, et il faut l'agrandir un peu. On peut enfin, en tendant les parois du sac, repousser l'intestin.

Résection du sac. — Drain superficiel. — Suites opératoires aussi simples que possible. Le grand âge (83 ans) de notre malade nous fait redouter des complications pulmonaires, aussi nous la faisons lever rapidement. Le 3e jour on l'asseyait dans un fauteuil, au 9e, elle marchait, elle avait été purgée au 3e jour et alimentée le 6e. La malade sort le 26 octobre, guérie. Nous avons revu cette femme récemment bien portante.

## Observation IV (personnelle)

Mme T..., 70 ans, entre le 2 novembre 1909 dans le service de M. Rochard, à l'hôpital Saint-Louis.

Ancienne hernie crurale gauche. Gêne constante à ce niveau. Constipation habituelle s'exagérant par crises. Nous la voyons à 10 heures du soir, elle a été prise de douleurs violentes au niveau de sa hernie et de coliques, le matin vers 9 heures, c'est donc seulement douze heures après le début des accidents qu'elle est examinée, et cependant son état général est grave, son pouls mauvais et fréquent, la langue sale et sèche, le teint jaune des intoxiqués ; elle a vomi plusieurs fois dans la journée, elle n'a pas été à la selle, elle ne rend pas de gaz.

La hernie est du volume d'un œuf. Elle est douloureuse, la malade semble souffrir beaucoup, elle se plaint constamment.

*Intervention.* — Anesthésie locale à la cocaïne. — Le sac contient une anse violacée mais non gangrénée ni amincie. Mais il existe une lésion assez rarement constatée. Le mésentère est déchiré, dilacéré, les vaisseaux semblent disséqués et saignent à la moindre traction. (Cette désinsection du mésentère a été signalée par Dujon, de Moulins, dans les *Annales médico-chirurgicales du Centre* du 22 décembre 1907. Il a fait une résection de la portion intestinale non réséquée, son malade a guéri, il signale 4 cas publiés antérieurement). Colle de Lille en 1896 avait publié un article dans la Presse médicale à l'occasion d'une observation où il avait suivi la même conduite avec guérison également. Il recherchait la cause de cette déchirure et il l'attribuait à la traction exagérée de l'anse distendue sur le mésentère.

Nous devions donc réséquer cette anse mal nourrie sur une longueur de 10 centimètres environ. Nous fîmes cette résection comme dans les cas précédents entre deux pinces de Kocher. Fermeture des deux bouts par deux surjets, ligature du mésentère. Adossement des deux anses. Ponction et évacuation des gaz et des liquides intestinaux. Surjet total circulaire, surjet antérieur séro-séreux.

L'anse est réintégrée dans l'abdomen avec assez de peine, car ici encore l'orifice de l'anneau est étroit.

Les suites opératoires immédiates furent assez simples, sans toutefois que l'intoxication de la malade qui semble extrême ne veuille diminuer, notre malade très faible avant l'intervention réagit mal. Elle rend des gaz le 2e jour, elle va à la selle le 5e jour après sa purgation, on essaie, en vain alors, de lui faire quitter son lit, on l'alimente fortement avec de la viande crue, du jus de viande, des boissons alcooliques : todd, café, on lui fait du sérum sous-cutané ; malgré tout elle fait de la congestion pulmonaire et meurt le 10 novembre, soit 17 jours après l'intervention.

L'autopsie nous montre que l'anse était parfaitement coaptée, elle était accollée à l'anneau, un peu de pus se trouvait au niveau de cet orifice.

Les deux poumons étaient gorgés de sang.

Il nous est donc permis de dire que cette observation est un succès opératoire, ce n'est pas le shock si redouté des auteurs classiques qui a enlevé cette malade, c'est son séjour au lit et un anus n'aurait pas eu plus de succès.

## Observation V

Mme L.., 67 ans, se présente à l'hôpital Saint-Antoine le 12 mai à 5 heures du soir, pour des phénos d'étranglement herniaire qui la font admettre salle Dupuytren.

Cette femme avait une hernie crurale droite depuis de nombreuses années, cette hernie était assez volumineuse, de la grosseur d'un œuf environ et était habituellement maintenue par un bandage, grâce auquel la malade ne souffrait pas. Trois jours avant son entrée à l'hôpital Saint-Antoine, la malade avait ressenti le soir en se déshabillant une douleur violente dans la région crurale droite, en même temps elle s'apercevait que sa hernie ne rentrait pas.

Pendant les trois jours qui séparent le début de ces accidents de son entrée, elle conserve cette hernie irréductible.

Malgré les manœuvres de taxis de son médecin, dès le deuxième jour elle vomit, et les purgations et les lavements successifs ne modifient en rien son étranglement.

Notre examen ne nous laisse aucun doute, il s'agissait d'une hernie crurale droite, mate, douloureuse, surtout au niveau du collet, et irréductible. Les symptômes que la malade avait présentés, les vomissements qu'elle avait encore, le pouls petit, filiforme à 120, le ballonnement de l'abdomen et enfin l'absence d'émission de gaz ou de matières par l'anus, tout cela était assez net. Une intervention immédiate s'imposait.

*Intervention.* — Anesthésie locale à la cocaïne. — Dans le sac se trouve de l'épiploon en abondance et à la base, au niveau du collet une anse est pincée. Elle est petite, noire, et paraît laisser filtrer des liquides.

Après débridement de l'anneau, on peut attirer cette anse au dehors, sa vérification après ablution d'eau salée chaude, nous montre une plaque de sphacèle circulaire limitée de chaque côté par deux sillons marqués par le lien qui avait fait le collet, ces deux sillons ont particulièrement aminci la paroi intestinale.

Il était impossible de rentrer dans le péritoine une pareille anse, c'est pourquoi nous fîmes la résection de cette portion d'intestin au delà des lésions.

Nous suivîmes la même technique que précédemment.

Section de l'intestin entre deux pinces. Surjet total à la soie sur la portion débordant les pinces, puis celles-ci enlevées surjet séro-séreux d'enfouissement avec les deux bouts.

Anastomose latéro-latérale de ces deux bouts avec des aiguilles rondes recourbées à leur extrémité piquante. Surjet séro-séreux postérieur. Ouverture des deux bouts sans placer de pinces à coprostase. On essaie de faire couler le liquide contenu dans le bout supérieur, mais il est difficile d'attirer l'anse, car la traction sur le mésentère est très douloureuse, il s'écoule peu de liquide.

Surjet total, et enfin surjet séro-séreux antérieur.

Nettoyage de l'anse, anastomosée.

Ablution du bout d'épiploon hernié.

Réduction très pénible de l'anse anastomosée dans l'abdomen, plus pénible peut-être que dans les cas précédents.

Le sac est réséqué.

Drain dans le péritoine.

La malade survécut trois jours après l'intervention. Les deux premiers jours la malade parut aller bien, elle ne vomit plus, mais elle succombe le troisième jour sans phénos de péritonite, par stercorémie.

L'autopsie nous permit de constater que nos sutures avaient été étanches et que le péritoine était sain.

---

## CONCLUSIONS

1° On peut toujours et on doit employer l'anesthésie locale pour les hernies étranglées, même lorsque celle-ci est gangrénée.

2° La résection de l'intestin grêle suivie de réunion immédiate des deux bouts, nous semble préférable à l'anus contre nature.

3° L'emploi du bouton pour cette réunion nous semble inférieur à l'emploi des sutures.

4° L'anastomose termino-terminale nous paraît à abandonner pour l'anastomose latéro-latérale.

5° Il faut, au moment où l'on pratique l'anastomose, évacuer, autant que possible, les gaz et les liquides contenus dans l'intestin et pour cela rejeter l'emploi des pinces à coprostase.

6° L'impression qui s'est dégagée des suites opératoires dans nos observations, est que l'entérectomie suivie de réunion immédiate des deux bouts de l'intestin grêle est une opération qui ne mérite pas la réputation d'être shockante et dangereuse.

7° L'absence de constipation, l'alimentation rapide et le lever précoce, nous semblent des précautions recommandables dans les soins postopératoires.

## BIBLIOGRAPHIE

Notre intention n'est pas de donner une bibliographie complète portant sur le traitement des hernies gangrénées, cela nous entraînerait fort loin. Nous ne voulons pas non plus publier toute la biographie des sutures et des réunions de l'intestin, nous avons réuni dans ces 15 dernières années les publications intéressant surtout la question des indications relatives à l'anus ou à la résection suivie de réunion immédiate.

**Barnsby**, de Tours. — Appendice et cæcum gangréné dans une hernie crurale, résection, sutures. Guérison. *Société de Chirurgie*, Paris, 10 janvier 1900.

**Beco**. — La perméabilité des parois intestinales vis-à-vis des microbes de l'intestin. *Archives de médecine expérimentales*, 1892, p. 1011.

**Begouin**. — Lésion de l'intestin dans les hernies gangrénées. *Société d'anatomie et de physiologie de Bordeaux*, 1er mars 1897.

**Bérard**, Lyon. — Pincement latent de l'intestin grêle. Phlegmon stercoral. Entérectomie, bouton de Villard. Guérison. *Société de Chirurgie*, Lyon, 21 novembre 1901.

**Bérard**. — Hernie gangrénée, résection de 15 centimètres d'intestin. Guérison. *Société des Sciences médicales de Lyon*, mai 1899.

**Berkofsky**. — Résultats du traitement de l'étranglement interne avec gangrène. *Réunion libre des Chirurgiens de Berlin*, 14 juin 1909. (In *Deutsche Med. Wochenschrift*. T. XXV, n° 46, p. 2.033, 28 novembre 1909.

**Besson.** — Double étranglement interne dans hernie inguinale congénitale. Gangrène partielle de l'anse avec perforation. Anus puis résection 7 semaines après. Guérison. *Journal des Sociétés médicales de Lille*, 9 juin 1906.

**Borchard.** — 20 cas de hernies gangrénées, 7 anus, 6 morts, 11 résections, 4 morts. *Congrès de Chirurgie allemand*, 1896.

**Bouilly et Assaky.** — De la résection circulaire et de la suture de l'intestin dans la cure de la hernie gangrénée et de l'anus contre nature. *Revue de Chirurgie*, 1883, p. 362.

**Bousquet**, de Clermont-Ferrand. — Hernie étranglée depuis 5 jours. Gangrène. Anus. Guérison. Résection un mois et demi après. *Province médicale*, 24 mars 1906.

**Brammann**, de Hall. — De la résection de l'intestin dans la hernie gangrénée. 27e *Congrès allemand de Chirurgie*. In *Revue de Chirurgie*, 10 janvier 1899, p. 100.

**Braun et Boruttau.** — « Experimental kritische Untersuchungen über den Ileustod » *Deutsche Zeitschr. für Chir.*, 1908, XCVI, p. 544-598.

**Brin.** — De la résection intestinale de la gangrène herniaire. *Archives médicales d'Angers*, 20 juin 1907.

**Buffet**, d'Elbeuf. — 2 hernies gangrénées, 1 anastomose, 1 anus. 2 guérisons. *Société de Chirurgie de Paris*, 17 janvier 1900.

**Carle**, de Lyon. — Hernie inguinale. Sphacèle limité du cæcum. Phlegmon stercoral. Suture à la Lembert. Guérison. *Société des Sciences médicales de Lyon*, 1898.

**Chaput.** — Nouveaux procédés d'entérorraphie. *Congrès de Chirurgie de Paris*, 1889.

**Chaput.** — Valeur du bouton de Murphy. *Société de Chirurgie de Paris*, 24 juillet 1895.

**Chaput.** — Nouveaux procédés de sutures intestinales au moyen des agrafes de Michel. *Société de Chirurgie de Paris*, 17 juillet 1901.

**Codet-Boisse.** — Technique des sutures intestinales. *Gazette hebdomadaire des Sciences médicales de Bordeaux*, 20 mai 1906.

**Codet-Boisse.** — Hernie crurale étranglée sphacèle intestinal entérorraphie et anastomose latéro-latérale. Guérison. *Société anatomique physique de Bordeaux*, 28 mai 1906.

**Colle**, Lille. — Déchirure et désinsertion du mésentère dans la hernie inguinale étranglée. Résection. Guérison. *Presse médicale*, 1896, p. 515.

**Colle**. — Gangrène herniaire. Résection de 7 centimètres d'intestin. Bouton de Murphy. Guérison. *Société de médecine du Département du Nord*, 23 mars 1906.

**Delage**, Montpellier. — Evolution latente du pincement latéral, de l'intestin dans la hernie gangrénée. *Revue de Chirurgie*, 1907 p. 404.

**Delore et Alamartine**, Lyon. — Résection de l'intestin de près de un mètre dans la hernie gangrénée. *Société de médecine de Lyon*, 26 février 1908.

**Delore et Patel**. — Du traitement de l'anus contre nature. *Revue de Chirurgie*, 1901.

**Delore et Thevenet**. — Résection de l'intestin dans les hernies gangrénées. *Revue de Chirurgie*, 10 juin 1909.

**P. Derocque**. — De la réunion de l'intestin par la méthode des sutures après entérectomie. *Presse médicale*, 6 octobre 1897, p. 206.

**Desguin**. — Péritonite herniaire. Résection de l'intestin. Guérison. *Annales et Bulletin de la Société de médecine d'Anvers*, février 1895.

**Douriez**, Abbeville. — Résection et anastomose latéro-latérale des hernies gangrénées. *Echo médicale du Nord*, avril 1902.

**Dubois**. — *Contribution à l'étude de la résection de l'intestin suivie de la réunion dans le cas de hernie étranglée*. Thèse de Paris, 1908.

**Dujon**, Moulins. — Résection de 1 mètre 60 d'intestin. Anus en canon de fusil, survie de 8 mois (mort par cure de l'anus). *Congrès de Chirurgie*, 1902. — *Revue de Chirurgie*, 1905, p. 663.

**Dujon**. — Désinsertion du mésentère dans hernie gangrénée. *Annales médicales de chirurgie du centre*, 22 décembre 1907.

**Duplay.** — Sur un nouveau procédé de sutures de l'intestin à l'aide du bouton anastomotique. *Congrès français de Chirurgie*, 1895

**Duprat.** — Rupture de l'intestin dans la hernie étranglée. Résection. Guérison. *Revue médicale de la Suisse romande*, 20 janvier 1909.

**Filonovitsch.** — Kelotomie avec résection de l'intestin. Guérison. *Annales de Chirurgie de Moscou*, 1894. Fasc. 2, p. 274.

**Fohanno.** — *Traitement de la gangrène herniaire par résection intestinale suivie d'entéro-anastomose latéro-latérale.* Thèse Paris, 1907.

Von **Frey.** — Ueber die Technick der Darmnaht. *Beiträge zur kl. Chirurgie.* Tubingen, 1897, t. XIV.

**Frouin** et **Pozerski.** — Communication de la Société de Biologie sur l'anastomose latéro-latérale sur les chiens. *Presse médicale*, 24 janvier 1906.

**Garnier** et **Simon.** — L'infection du sang par les bactéries de l'intestin. *Presse médicale*, 3 juillet 1909.

**H. Géraud.** — *Complications de l'anus contre nature.* Thèse de Paris, 1902.

**Goulloud.** — Hypertrophie de l'intestin au-dessus d'un rétrécissement d'une anse consécutive à une hernie réduite en masse, 20 mois auparavant. *Société de Chirurgie de Lyon*, 26 juin 1899.

**Grimoud.** — Résection de 1 mètre 60 d'intestin grêle. Bouton de Jaboulay. *Société anatomo clinique de Toulouse*, 5 janvier 1906.

**Gruget.** — Traitement de l'étranglement herniaire. *Journal des praticiens*, 23 novembre 1907.

**Guibé.** — Mécanisme de la mort dans l'occlusion intestinale. *Presse médicale*, 3 avril 1909.

**Guinard,** Paris. — Traité des hernies gangrénées par invagination de l'intestin. *Congrès français de Chirurgie*, 1895.

**Hesse.** — *Die Behandlung gangrænœsen Hernien.* Thèse de Tubingen, 1908.

**Heydenreich,** Nancy. — De l'emploi du bouton de Murphy. *Congrès français de Chirurgie*, 19 octobre 1906.

**Hubert**. — *Traitement de la gangrène herniaire*, Thèse de Lyon, 1909.

**Jaboulay**. — « La gangrène intestinale dans les hernies étranglées peut guérir ». *Lyon médical*, 1900, T. XCV, p. 103.

**Jaboulay et Patel**. — « Les Hernies » *Traité de chirurgie*. Le Dentu-Delbet, 78.

**Jaffé** (Carl), Hambourg. — De la résection dans les hernies gangrénées. *Revue de chirurgie*, 1883, p. 911.

**Korentshewsky** (V. G.). — Sur la toxicité du contenu et des parois du tube digestif. *Roussky Vracht* 1908, p. 1572.

**Krause** (d'Altona). — Traitement des hernies gangrénées. *XXIX*[e] *Congrès de chirurgie allemand*, 1900.

**Laplace** (E.). Philadelphie. — Pince intestinale facilitant les sutures. *Congrès international de médecine* (XIIIe).

**Lejars**. — Hernie ombilicale gangrénée. Résection de 61 cm. d'intestin grêle. Entérorrhaphie circ. Guérison. *Société de Chirurgie de Paris*, 30 octobre, 1905.

**Lejars**. — *Chirurgie d'urgence*, V[e] édition.

**Lemaire** (Dunkerque). — Hernie crurale réduite en masse. Résection intestinale, entérorrhaphie. Guérison. *Journal des praticiens*, 20 janvier 1906.

**Lerda et Molino**. — Considérations sur 626 cas de hernies étranglées. *Clinica chirurgical*, 1908.

**Marin**. — *De la cure des hernies gangrénées par enterotomie suivie de résection*. Paris, J.-B. Baillière, 1891.

**Martens**. — Hernies gangrénées. Anus. Guérison. *Réunion libre des Chirurgiens de Berlin*, 10 mai 1909.

**Martinet**. — Hernies gangrénées. Résection. Sutures. Guérison. *Société de Chirurgie*, 1880.

**Martino**. — Deux cas de résection. Une guérison. Une mort. *Société italienne de Chirurgie*, Naples, 1888.

**Mauclaire et Levant**. — Les sténoses intestinales secondaires aux hernies gangrénées avec ou sans phlegmon stercoral. *Archives générales de Chirurgie*, 1908, p. 362.

**Monprofit**, Angers. — Résection de l'intestin dans la hernie volumineuse. *Congrès français de Chirurgie*, 1899.

**Morestin.** — Hernie crurale étranglée. Taxis. Perforation intestinale. Péritonite généralisée. Suture intestinale. Guérison. *Société de Chirurgie de Paris*, 18 janvier 1902.

**Newbolt.** — Quelques cas de résection intestinale. 77e Congrès de l'Assistance médicale britanique, Belfast, 27-30 juillet 1909. *British médical Journal*, n° 2.544, p. 943.

**Nicaise.** — De l'étranglement dans les hernies crurales par le collet du sac et par l'anneau. *Revue de Chirurgie*, 1889.

**Pauchet**, d'Amiens. — Conduite à tenir dans le traitement des hernies crurales et inguinales étranglées vis-à-vis d'une anse suspecte et gangrénée. *La Clinique*, 1906, n° 1.

**Resillot.** — *De la résection intestinale des hernies étranglées.* Thèse de Lyon, 1900.

**Rochard.** — *Les Hernies*, Paris.

**Roger et Garnier.** — L'occlusion intestinale, pathogénie et physiologie pathologique. *Presse médicale*, 23 mai 1906.

**Schwartz** (E.). — Entero anastomose par implantation. *Presse médicale*, 17 juin 1889.

**Sikora.** — *De l'entéro anastomose lat. lat. dans le traitement de l'anus artificiel et des fistules stercorales.* Thèse de Paris, G. Steinheil, 1902.

**Stacklin.** — Résection de 3m50 d'intestin grêle pour hernie gangrénée. Guérison. *Ann. of Surgery*, février 1907.

**Stern et Burnier.** — Hernie inguinale et gangrénée. Nouveau-né de 10 jours. Anus. Guérison. *Société d'Obstétrique de Paris*, 21 novembre 1907.

**Terrier et Baudoin.** — Les sutures intestinales, Paris, 1898.

**Vallas.** — Hernie étranglée. Résection de l'intestin. Guérison. *Société de Chirurgie de Lyon*, 19 février 1903.

**Viannay.** — Hernie avec sphacèle limité de l'intestin, réduction pure et simple. Guérison. *Société des Sciences médicales de Lyon*, 11 juin 1902.

**Vidal**, d'Aras. — Opothérapie dans l'occlusion intestinale. *Congrès français de Chirurgie*, 1905.

**Villard.** — Traitement des gangrènes herniaires par entérectomie et le bouton anastomotique. *IXe Congrès français de Chirurgie*, 1895.

**Villard.** — Etranglement herniaire. Phlegmon secondaire à perforation intestinale, entérectomie et entérorrhaphie latérale. Guérison. *Société de Chirurgie de Lyon*, 19 février 1903.

**Wurtz.** — De l'issue des bactéries normales de l'organisme hors des cavités naturelles pendant la vie. *Société de Biologie*, 1892, p. 932.

---

## TABLE DES MATIÈRES



Le Mans. — Imp. Monnoyer. — 1910.

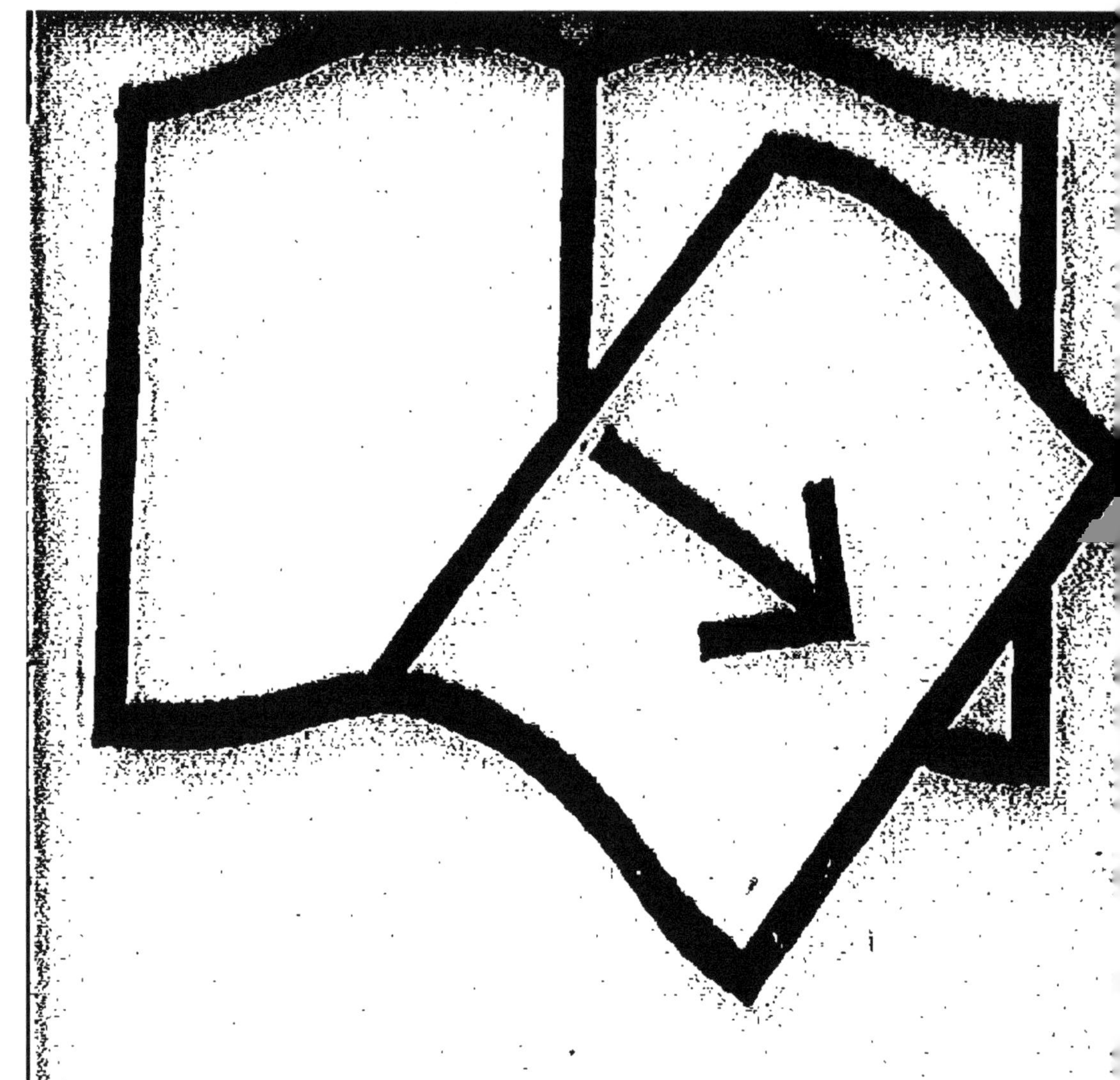

Documents manquants (pages, cahiers...)

NF Z 43-120-13

www.ingramcontent.com/pod-product-compliance
Ingram Content Group UK Ltd.
Pitfield, Milton Keynes, MK11 3LW, UK
UKHW012248240726
13966UKWH00004B/1349

9 782011 927231